《脊柱伤病**1000**个为什么》丛书 | 总主编　韦以宗

第一分册

脊柱解剖名词
120 个为什么

主编　梁倩倩　李晨光

中国中医药出版社
·北 京·

图书在版编目（CIP）数据

脊柱解剖名词120个为什么 / 梁倩倩，李晨光主编 . —北京：
中国中医药出版社，2019.6
（脊柱伤病1000个为什么）
ISBN 978 – 7 – 5132 – 4996 – 6

Ⅰ . ①脊… Ⅱ . ①梁…②李… Ⅲ . ①脊柱损伤 – 人
体解剖 – 名词术语 – 问题解答 Ⅳ . ① R681.5–44

中国版本图书馆 CIP 数据核字（2019）第 040455 号

中国中医药出版社出版

北京经济技术开发区科创十三街 31 号院二区 8 号楼
邮政编码 100176
传真 010-64405750
河北省武强县画业有限责任公司印刷
各地新华书店经销

开本 880×1230 1/32 印张 3.5 字数 56 千字
2019 年 6 月第 1 版 2019 年 6 月第 1 次印刷
书号 ISBN 978 – 7 – 5132 – 4996 – 6

定价 35.00 元
网址 www.cptcm.com

社 长 热 线 010-64405720
购 书 热 线 010-89535836
维 权 打 假 010-64405753

微信服务号 **zgzyycbs**
微商城网址 **https://kdt.im/LIdUGr**
官 方 微 博 **http://e.weibo.com/cptcm**
天猫旗舰店网址 **https://zgzyycbs.tmall.com**

如有印装质量问题请与本社出版部联系（010-64405510）

《脊柱伤病1000个为什么》丛书
编委会

总主编	韦以宗
第一分册主编	梁倩倩　李晨光
第二分册主编	安　平　谭树生　郭勇飞
第三分册主编	杨宗胜　郑黎光　陈世忠
第四分册主编	张盛强　关宏刚
第五分册主编	王秀光　王慧敏
第六分册主编	林远方　康　雄　林　峰
第七分册主编	张　琥　赵　帅
第八分册主编	韦春德　应有荣　王　刚
第九分册主编	梅　江　王云江　韦松德
第十分册主编	高　腾　陈剑俊　吴　宁
第十一分册主编	任　鸿　戴国文
第十二分册主编	田新宇　杨书生
第十三分册主编	王　松　张汉卿　张国仪
第十四分册主编	陈文治　吴树旭
第十五分册主编	潘东华　林廷文
学术秘书	王秀光（兼）　杨淑雯　韦全贤
评审专家	（按姓氏笔画排序）
	王秀光　韦春德　李俊杰　吴成如
	邹　培　陈文治　林远方

第一分册
《脊柱解剖名词120个为什么》
编委会

总 主 编　　韦以宗

主　　编　　梁倩倩　李晨光

副 主 编　　席智杰　唐占英　徐 浩　王 晶

编　　委　　（按姓氏笔画排序）

　　　　　　王怡茹　王晓赟　刘 利　刘 洋

　　　　　　许崇卿　孙悦礼　贾友冀

绘　　图　　王 晶　贾友冀　孙悦礼

评审专家　　邹 培　吴成如　陈文治　林远方

　　　　　　王秀光

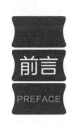

前言

PREFACE

　　《脊柱伤病1000个为什么》是一套科普作品，向大众普及人体脊柱解剖结构、运动功能、运动力学知识及常见脊柱伤病的病因病理和诊断治疗、功能锻炼、预防养生的基本知识，共15分册，即《脊柱解剖名词120个为什么》《脊柱运动与运动力学100个为什么》《脊椎错位是百病之源70个为什么》《脊椎骨折80个为什么》《颈椎病86个为什么》《椎间盘突出84个为什么》《胸背痛30个为什么》《青少年脊柱侧弯64个为什么》《腰椎管狭窄症54个为什么》《腰椎滑脱48个为什么》《下腰痛30个为什么》《青年妇女腰胯痛30个为什么》《脊椎骨质疏松54个为什么》《脊柱保健练功100个为什么》《脊柱食疗保健50个为什么》。

　　2016年10月25日，中共中央国务院发布《健康中国2030规划纲要》指出："大力发展中医非药物疗法，使其在常见病、多发病和慢性病防治中发挥独特作用。""到2030年，中医药在治未病中的主导作用……得到充分发挥。"①

新版《中华人民共和国职业大典》新增的专业——中医整脊科，正是以"调曲复位为主要技术"的非药物疗法。该学科对人类脊柱运动力学的研究，揭示的脊柱后天自然系统，将在防治脊柱常见病、多发病和慢性病以及治未病中起到独特作用和主导作用。

一、脊柱与健康

当前，颈腰病已严重威胁人类的健康，世界卫生组织已将颈椎病列为十大危害人类健康之首。据有关资料表明，颈腰病年发病率占30%。在老年人疾病中，颈腰病占43%，并波及青少年。据调查，有18.8%的青少年颈椎生理曲度消失、活动功能障碍。

脊柱可以说是人体生命中枢之一，它包括了人体两大系统，即骨骼系统的中轴支架和脊髓神经系统。除外自身疾病，人体的器官（除大脑之外）几乎都受脊髓神经系统的支配。所以，美国脊骨神经医学会研究证明，人体有108种疾病是脊椎错位继发。

① 《中国中医药报》2017年8月7日发表的"中医整脊学：人类脊柱研究对健康的独特作用"。

当今，危及人类生命的肿瘤与癌症，一般多认为是免疫功能障碍所致。中医学将人类的免疫功能称为"阳气"，"阳气者，若天与日，失其所，则折寿而不彰"（《素问·生气通天论》）。而位于脊柱的督脉总督阳经，是"阳脉之海"（《十四经发挥》）。可见，脊柱损伤，不仅自身病变，而且骨关节错位，导致脊神经紊乱而诱发诸多疾病。脊椎移位，督脉受阻，阳气不彰（免疫功能下降），可导致危及生命的病症。因此，脊柱的健康也是人体的健康。

二、中医整脊学对人类脊柱的研究

中医对人体生命健康的认知，是"道法自然""天人合一"的，对脊柱的认识是整体的、系统的、动态的。伟大的科学家钱学森说过："系统的理论是现代科学理论里一个非常主要的部分，是现代科学的一个重要组成部分。而中医理论又恰恰与系统论完全融合在一起。"系统论的核心思想是整体观念。钱学森所指的中医系统论，不仅仅局限在人体的系统论，更重要的是天人合一的自然整体观。

系统在空间、时间、功能、结构过程中，没有外界特定干预，这个系统是"自然组织系统"，又称"自组织系统"。人体生命科学的基本概念是"稳定的联系构成系统的结构，保障

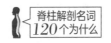
系统的有序性"。美国生理学家 Cannon 称为生命的稳态系统，即人体是处在不断变化的外环境中，机体为了保证细胞代谢的正常进行，必须要求机体内部有一个相对稳定的内环境。人类脊柱稳态整体观，表现在遗传基因决定的脊柱骨关节系统、脊髓脊神经系统和附着在脊柱的肌肉韧带系统的有序性。

我们将遗传基因决定形成的系统，称为"脊柱先天自然系统"，即"先天之炁"。如果说，脊柱先天自然系统是四足哺乳动物共同特征的话，中医整脊学对人类脊柱的研究，则揭示了人类特有的"脊柱后天自然系统"，即"后天之气"。

中医整脊学研究证明，人类新生儿脊柱与四足哺乳动物脊柱是一个样的，即没有颈椎和腰椎向前的弯曲。当儿童6个多月坐立后，出现腰椎向前的弯曲（以下简称"腰曲"）；当1周岁左右站立行走后，颈椎向前的弯曲（以下简称"颈曲"）形成。颈曲和腰曲形成至发育成熟，使人类的脊柱矢状面具备4个弯曲——颈曲、胸曲、腰曲和骶曲。这四个弯曲决定了附着脊柱的肌肉韧带的序列，椎管的宽度，脊神经的走向，脊柱的运动功能，乃至脏腑的位置，这是解剖生理的基础。特别是腰曲和颈曲，是人类站立行走后功能决定形态的后天脊柱自然系统组成部分。中医整脊学称之为"椎曲论"，即颈腰椎曲是解剖生理的基础、病因病理的表现、诊断的依据、治疗的目标和疗效评定的标准，是中医整脊科的核心理论之一。

中医整脊学对人类脊柱研究发现另一个后天自然系统，是脊柱四维弯曲体圆运动规律。人类站立在地球上，脊柱无论从冠状面或矢状面都有一中轴线——圆心线。颈椎前有左右各一的斜角肌，后有左右各一的肩胛提肌和斜方肌；腰椎前有左右各一的腰大肌，后有左右各一的竖脊肌。这四维肌肉力量维持脊柱圆运动，维持系统的整体稳态。

由于系统是关联性、有序性和整体性的，对于脊柱整体而言，腰椎是结构力学、运动力学的基础。腰椎一旦侧弯，下段胸椎反向侧弯，上段胸椎又转向侧弯，颈椎也反侧弯；同样，腰曲消失，颈曲也变小，如此维持中轴平衡。

中医整脊学研究人类脊柱发现的脊柱后天自然系统，还表现在脊柱圆筒枢纽的运动力学，以及脊柱轮廓平行四边形平衡理论上。脊柱的运动是肌肉带动头颅、胸廓和骨盆三大圆筒，通过四个枢纽关节带动椎体小圆筒产生运动的。脊柱轮廓矢状面构成一个平行四边形几何图像，从而维持其系统结构的关联性、有序性和整体性。

三、疾病防治的独特作用和主导作用

脊柱疾病的发生，就是脊柱系统整体稳态性紊乱。整体稳态性来源于生命系统的协同性，包括各层次稳态性之间的协同作用。脊柱先天性自然系统的稳态失衡，来源于后天自然系统各层次稳态性协同作用的紊乱。根据系统整体稳态的规律，我们发掘整理中医传统的非药物疗法的正脊骨牵引调曲技术，并通过科学研究，使之规范化，成为中医整脊独特技术。以此非药物疗法为主要技术的中医整脊学，遵循所创立的"理筋、调曲、练功"三大治疗原则，"正脊调曲、针灸推拿、内外用药、功能锻炼"四大疗法，以及"医患合作、筋骨并重、动静结合、内外兼治、上病下治、下病上治、腰痛治腹、腹病治脊"八项措施的非药物疗法为主的中医整脊治疗学。调曲复位就是改善或恢复脊柱的解剖生理关系，达到对位、对线、对轴的目的。

根据脊柱后天自然系统——脊柱运动力学理论指导形成的中医整脊治疗学，成为脊柱常见病、多发病和慢性病共25种疾病的常规疗法，编进《中医整脊常见病诊疗指南》。更重要的是，中医整脊非药物疗法为主的治疗技术，遵循系统工程的基本定律，即"系统性能功效不守恒定律"，是指系统发生变化时，物质能量守恒，但性能和功效不守恒，且不守恒是普遍的、无限的。其依据是：由物质不灭定律和能量守恒定律可知，系统内物质、能量和信息在流动的过程中物质是不灭的、能量是守恒的，而反映系统性能和功效的信息，因可受干扰而失真、放大或缩小，以至湮灭，故是不守恒的。

脊柱疾病的发生，是后天自然系统整体稳态（性能和功效）失衡，影响到先天自然系统的物质和能量（骨关节结构、神经、血液循环和运动功能）紊乱，进而发生病变。中医整脊学非药物为主的治疗方法，就是调整后天自然系统的性能和功效，维护先天自然系统的物质和能量（不损伤和破坏脊柱骨关节结构等组织），是真正的"道法自然"的独特疗法，也必将在脊柱病诊疗中起到主导作用。

　　另一方面，中医整脊在研究人类脊柱圆运动规律中，发现青年人端坐 1 小时后，腰曲消失，颈曲也变小，证明脊柱伤病的主要病因是"久坐"导致颈腰曲紊乱而发生病变，因此提出避免"久坐"，并制订"健脊强身十八式"体操，有效防治脊柱伤病。脊柱健，则身体康。中医整脊学对人类脊柱的研究，在治未病中的主导作用，必将得到充分发挥。

　　综上所述，《脊柱伤病 1000 个为什么》丛书将有助于广大读者了解自身的脊柱，以及脊柱健康对人体健康的重要性，进而了解脊柱常见疾病发生和防治的规律，将对建设健康中国、为人类的健康事业做出贡献。

世界中医药学会联合会脊柱健康专业委员会

会长　韦以宗

2018年8月1日

目录
CONTENTS

脊柱解剖名词120个为什么

脊柱解剖名词120个为什么

1. 为什么称形态解剖？

答：形态解剖又称为人体解剖，是一门研究正常人体形态和构造的学科，隶属于生物科学的形态学范畴。在医学领域，它是一门重要的基础课程，其任务是揭示人体各系统和器官的形态和结构特征，各器官、结构间的毗邻和连属关系，为进一步学习后续的医学基础课程和临床医学课程奠定基础。

（梁倩倩）

2. 为什么称功能解剖？

答：人体器官的形态结构决定着该器官的功能。器官形态结构的改变会导致其功能的改变，反过来，器官功能的变化也会引起器官形态结构的改变。功能解剖就是研究人体的每一个器官结构与功能关系的科学。功能解剖主要介绍人体器官结构和功能、人体结构配布规律（如体表标志的摸认、结构器官投影的度量、层次结构的特点、各部肌肉的力学分析、脏器毗邻和血管神经的配布等），以及它们在临床上的应用。

（梁倩倩）

3. 为什么脊柱骨包括椎骨、骶骨、尾骨？

答：人体的脊柱骨共有 32~34 块，分别是颈椎 7 块，胸椎 12 块，腰椎 5 块，骶椎 5 块，尾椎 3~5 块。成年人 5 块骶椎骨融合成 1 块骶骨，尾椎骨融合成 1 块尾骨。由于颈椎、胸椎和腰椎的脊椎骨在形态上是大致相同的，所以统称为椎骨。骶骨和尾骨的形态与椎骨不同，所以单独进行命名。因此，脊柱骨包括椎骨、骶骨和尾骨（图 1）。

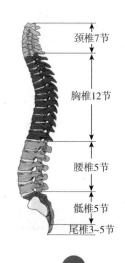

颈椎7节
胸椎12节
腰椎5节
骶椎5节
尾椎3~5节

图1

（梁倩倩）

4. 为什么椎骨有骨化中心？什么年龄出现？什么年龄愈合？

答：骨发育过程中，首先骨化的部位称为骨化中心。椎骨是人体骨发育过程中重要的骨形成部位，因此存在骨化中心。椎骨的骨化中心主要位于椎体和两侧的椎弓。标准的椎弓骨化中心首先出现于第 8~10 周胚胎的上颈椎，逐渐向尾端延伸，12 周到下腰椎。出生后一年，胸、腰椎两侧椎弓完全融合。颈椎在第二年初融合。骶骨较晚，在 7~10 岁融合，且常融合不良，形成脊柱裂。椎弓与椎体的融合，在颈椎为 3 岁，胸椎为 4~5 岁，腰椎 6 岁，骶椎 7 岁或更晚。次发骨化中心在青春期才出现（图 2）。

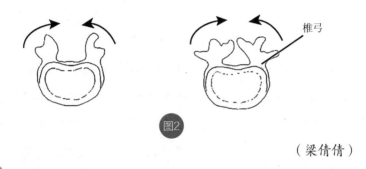

图2

（梁倩倩）

5. 为什么椎骨的骨化中心分布在不同部位？分别在哪里？

答：典型的椎骨有三个初级骨化中心：两侧椎弓各 1 个及椎体 1 个。椎弓的骨化中心出现于横突根部，骨化向后到椎弓板和棘突，向前到椎弓根和椎体的后外侧部，向两侧到横突，向上和向下到关节突；椎体的主要初级骨化中心出现于脊索背侧（图 3）。

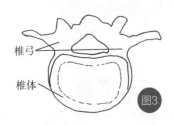

图3

（梁倩倩）

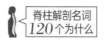

6. 为什么称枕下三角?

答:枕下三角位于枕下、项区上部深层,是由枕下的许多肌肉围成的三角形结构。其内上界为头后大直肌,外上界为头上斜肌,外下界为头下斜肌(图4)。三角的底为寰枕后膜和寰椎后弓,浅面借致密结缔组织与夹肌和半棘肌相贴,枕大神经行于其间。三角内有枕下神经和椎动脉经过。椎动脉穿寰椎横突孔后转向内,行于寰椎后弓上面的椎动脉沟内,继穿寰枕后膜入椎管,再经枕骨大孔入颅。头部过分旋转或枕下肌痉挛可压迫椎动脉,使颅内供血不足。由于枕下三角的特殊解剖关系,枕下三角区发生病变最容易导致椎动脉受压

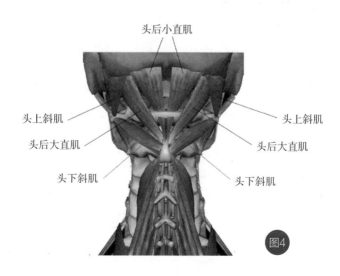

图4

或受刺激而发生痉挛造成椎－基底动脉供血不足。因此，凡是与椎－基底动脉供血有关的疾患，如椎动脉型颈椎病、偏头痛、颈源性眩晕、颈源性高血压、颈源性失眠、颈源性记忆力减退、颈源性视力障碍等均与枕三角病变有关。

（梁倩倩）

7. 为什么第 1 颈椎称寰椎？

答：寰椎取自希腊神话中背负着地球的泰坦巨神阿特拉斯。第一颈椎呈成环形，没有椎体、棘突和上关节突，而由前弓、后弓和两个侧块构成，所以是寰椎。上关节面特别大，与枕髁形成寰枕关节，支撑着整个头部。点头的动作主要通过枕骨和寰椎之间的关节，即寰枕关节的屈伸发生。寰椎的横突作为寰椎旋转运动的支点，较长也较大，有许多肌肉附着，其尖端不分叉，大小仅次于腰椎的横突，横突内有一圆孔以通过椎动脉（图5）。

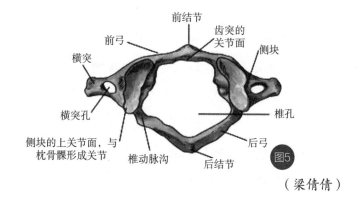

前结节
前弓　　齿突的
横突　　　　　关节面　侧块
横突孔
侧块的上关节面，与　　　　　　　椎孔
枕骨髁形成关节　椎动脉沟　后弓
后结节　图5

（梁倩倩）

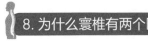

8. 为什么寰椎有两个凹?

答：寰椎有前后两弓及两侧块，后弓又分为两部分。寰椎的前弓较短，与其下位的颈椎椎体在一条线上，为方便与齿突构成寰枢关节，它的正中后面有一凹形关节面，称齿突凹。侧块的上、下面分别有上、下关节凹。前结节甚为突出，向下，前纵韧带和左、右头长肌从其越过；后弓相当于棘突的部分，只留有一个小结节，向上、后，作为左、右头后小直肌的附着点，前、后弓均上下扁平，较为脆弱，在侧块的紧后方有一沟，以通过椎动脉（图5）。

（梁倩倩）

9. 为什么第2颈椎称枢椎?

答：枢椎的枢，是转轴的意思，顾名思义，枢椎就是让头部转动的椎骨。第二颈椎有一个特殊结构称为齿状突，齿状突与第一颈椎前弓后的关节面共同形成寰枢关节。由于这个特殊的关节存在，第一颈椎和第二颈椎之间的轴向旋转范围很大，有47°左右。颈部50%的旋转发生在枢椎之间，因此第2颈椎称为枢椎（图6）。

图6

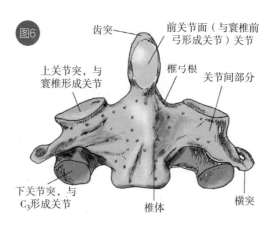

齿突

前关节面（与寰椎前弓形成关节）关节

上关节突，与寰椎形成关节

椎弓根

关节间部分

下关节突，与 C₃形成关节

椎体

横突

（梁倩倩）

10. 为什么枢椎有齿状突？

答：齿状突原为寰椎椎体的一部分。在人体发育过程中，齿状突与寰椎发生分离且与枢椎融合，所以较易出现齿状突缺如、中央不发育、寰椎与枕骨融合、寰枢融合等畸形和变异，并由此引起该区域不稳定而压迫脊髓；齿状突根部较细，在外伤时易骨折而导致高位截瘫甚至危及生命（图6）。

（梁倩倩）

11. 为什么枢椎齿状突有先天性不愈合？

答：齿状突先天性不愈合病因尚不十分清楚。齿状突起

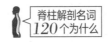
源于胚胎期第一颈椎椎体的间充质，在齿状突的发育过程中原有两个骨化中心，在胚胎发育第5个月时出现，不久后便融合为一个骨化中心，此骨化中心的骺板位于齿状突和枢椎椎体之间。在正常情况下，此骺板至5岁左右完全愈合，齿状突与枢椎融为一体。在上述发育过程中，由于某种先天性因素的影响，可引起齿状突不发育，造成齿状突发育不良从而形成先天性不愈合。

（李晨光）

12. 为什么寰枢椎之间没有椎间盘？

答：椎间盘的功能主要是增加了人体脊椎前后和左右方向的活动度，但由于椎间盘外层的纤维环是由胶原纤维组成，具有一定的脆性，当脊椎进行较大幅度的旋转运动时，极有可能破裂发生椎间盘突出，所以我们很容易发现不管是胸椎还是腰椎，旋转运动的角度都很小，但较大幅度的旋转运动对头颈却很重要。第1、第2颈椎正是应这种需求而进化掉了椎间盘，取而代之的是寰椎和枢椎构成的寰枢关节，这样我们的颈椎才能完成前屈、后伸、左右旋转等高难度的动作。但这种运动性非常灵活的寰枢关节也有其致命的缺点，由于相互间没有椎间盘的连接和约束，虽有各种韧带的限制，还是远远不够的，在外伤或头颈发生特别大幅度的运动时，极易发生寰枢关节半脱位或脱位，从而刺激或压迫缠绕在寰枢椎上的椎动脉，引起椎动脉供血不足，这也是临床上因缺血而发生头晕或头痛的主要原因。

（李晨光）

13. 为什么颈椎1~6横突有孔？

答：横突孔是指在颈椎椎体侧面，由椎弓根，横突前、后根及肋横突板围成的一个卵圆形孔，是颈椎横突的特有结构。横突孔内有椎动脉、椎静脉及神经通过。横突孔内尚能通过椎静脉丛及交感神经丛，在椎动脉背侧，至少到颈4还有交感神经丛。横突对脊柱侧屈及旋转运动起杠杆作用。颈部活动时，特别是椎骨间不稳定时，横突孔内部结构容易受到牵拉和挤压。横突孔周围结构的改变，如钩突增生、孔内骨刺、上关节突增生均可影响横突孔的大小，尤其是钩突增生，更易压迫椎动脉（图7）。

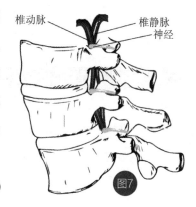

椎动脉　椎静脉　神经

图7

（李晨光）

14. 为什么棘突的形状在颈椎、胸椎和腰椎各不相同?

答:由于颈椎要保持屈伸、旋转等较强的灵活性,因此颈椎的棘突较小,在棘突的尾部呈分叉状。胸椎的主要功能是保持胸部的稳定性和保护内脏,因此胸椎的棘突主要呈叠瓦状紧密排列,棘突相互交叠向下变尖,从而可以起到保护肺脏的功能。腰椎作为人体承重的重要椎体,其椎骨体积较大,此时腰椎的棘突呈板状结构,水平伸向后方,相邻棘突间间隙宽,可作腰椎穿刺用(图8)。

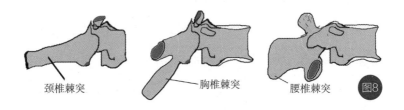

颈椎棘突　　　　　　胸椎棘突　　　　腰椎棘突　图8

(李晨光)

15. 为什么脊柱具有抗载荷的力学特性?

答:椎体、椎间盘及前纵韧带所构成的脊柱前部结构具有抗轴向载荷作用;关节囊,韧带,和椎间盘具有抗屈伸载荷的作用;后纵韧带、椎弓根、椎板、关节突关节、棘突等后部结构具有抗扭转载荷的作用；椎间盘与关节突关节具有抗剪切载荷的作用。

（李晨光）

16. 为什么第 3 至第 7 颈椎椎体上缘呈凹状？

答：因为第 3~7 颈椎椎体两侧偏后方有向上的骨性突起，即钩突，所以第 3~7 颈椎椎体上缘呈凹状。左右两侧的钩突与上位椎体形成滑膜关节，即钩椎关节。这个关节从左右增强了颈椎的稳定性，防止椎间盘向侧方突出，当椎间盘退变时，上下椎体往往发生碰撞而磨损，从而出现骨质增生，导致椎间孔变小（图 9）。

钩突

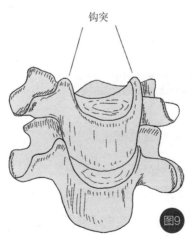

图9

（李晨光）

17. 为什么第 7 颈椎称"隆椎"?

答：第 7 颈椎除了它伸向后方的棘突很长外，其余的结构和普通颈椎一样。由于其棘突很长，末端不分叉而呈结节状，隆突于皮下，而被称为隆椎，它随着颈部的转动而转动，是临床上作为辨认椎骨序数的标志。我们在低头时看到和摸到颈部最高突起的部位，就是第 7 颈椎，这是第 7 颈椎的生理特点（图 10）。

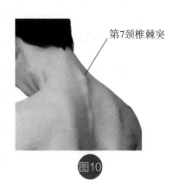

第7颈椎棘突

图10

（李晨光）

18. 为什么脊椎骨不是圆形的?

答：典型的脊椎骨呈椭圆形的结构。这个结构跟脊椎骨在发育过程中所承受的力有关。脊椎骨和其间的椎间盘共同承受着整个人体纵向的压力。因此，在压力的作用下，脊椎骨为了适应正常的生理功能，而变成了椭圆形结构。同时，在脊椎骨的两侧有众多的肌肉附着，这些肌肉在保持脊椎骨稳定性的同时，也对脊椎骨有向两侧的拉力，这个拉力也间接影响着脊椎骨的形态结构。因此，脊椎骨是椭圆形的而不是圆形的（图11）。

（李晨光）

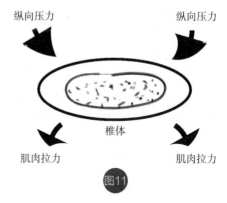

纵向压力　　纵向压力

椎体

肌肉拉力　　肌肉拉力

图11

19. 为什么脊椎骨上小下大?

答：人体的椎骨包括：颈椎 7 块，胸椎 12 块，腰椎 5 块，骶椎 5 块，尾椎 3~5 块。椎骨在幼年时期有 32~34 块，至成年 5 块骶椎融合成 1 块骶骨，尾椎合成 1 块尾骨，因此，成人一般为 26 块椎骨。在人体的发育过程中，颈部的脊椎骨要保持整个颈椎的灵活性，因此颈部的脊椎骨比较小；胸椎和腰椎的脊椎骨主要的功能是承重，因此从胸椎到腰椎，随着脊椎骨承受身体重量的不断增加，脊椎骨的形态越来越大。而到第 2 骶椎以后，人体的承重从脊椎骨转到了髋关

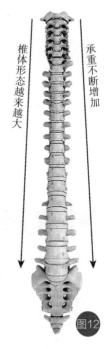

椎体形态越来越大

承重不断增加

图12

节，所以骶椎和尾椎由于失去承重功能而逐渐变小（图12）。

（李晨光）

20. 为什么说脊柱是躯干的活动中心和力的传动枢纽？

答：首先，脊柱将头和躯干的重力及弯矩传递给骨盆；其次，脊柱可以保证头、躯干和骨盆间充分的生理活动；最后，脊柱可以保护脊髓免受外力损伤。

（李晨光）

21. 为什么 Lindsay 认为躯干肌肉是第一类杠杆？

答：人体骨骼，关节作为杠杆系统是在肌肉的驱动下进行运动的，骨骼是杠杆，关节是支点，肌肉提供使负荷移动的力。

（唐占英）

22. 为什么腹内压对于脊柱生物力学非常重要？

答：腹内压来源于膈肌、腹部和骨盆底肌的协同收缩，腹内压可以减少腰椎负荷和维持脊柱结构与功能稳定。

（唐占英）

23. 为什么脊柱具有伸缩功能?

答：青春期脊柱在平躺一夜后，由于脊柱没有轴向的压力，椎间盘舒张水分增加，厚度增加，脊柱长度同时增加；起床站立运动后，由于脊柱承受了身体的轴向压力，椎间盘收缩，脊柱长度减少，有1~2cm的差异。坐位1小时实验证实，腰椎在站立位和坐位的高度也有变化，青年人的腰椎平均收缩1.2cm，这说明了腰椎存在伸缩运动，而此伸缩活动来自附着于腰椎周围的肌肉。（详见2004年韦以宗教授发表的《腰大肌作用与腰曲关系的动态下X线片研究》）

（唐占英）

24. 为什么有的人有6个腰椎，有的是4个腰椎?

答：腰椎是构成人体脊柱的一部分，上面有第12胸椎，下面有骶椎连接。正常情况下，人体有5个腰椎，但有一部分人因为先天发育异常，骶1椎体和其他骶骨椎间仍有软骨分隔，成为6个腰椎，也叫骶椎腰化，第12胸椎也有类似的移行关系，腰5也可与骶骨融合，成为4个腰椎，叫腰椎骶化（图13）。

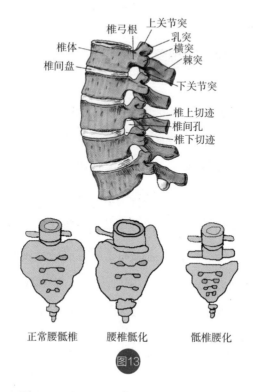

椎弓根　上关节突
椎体　　　乳突
椎间盘　　横突
　　　　　棘突
　　　　下关节突
　　　　椎上切迹
　　　　椎间孔
　　　　椎下切迹

正常腰骶椎　　　腰椎骶化　　　骶椎腰化

图13

（唐占英）

25. 为什么有隐性脊椎裂?

答：人体的脊椎发育是一种骨化过程，人出生后到青春期前，脊椎包括腰椎和骶椎均是未完全骨化成功的，一般要在 17~23 岁方可完成。在此年龄阶段，腰椎和骶椎一直处于骨化发育中。由于腰骶部有两个骨化中心，如果人体在停止发育之前未完全骨化成功，就会在腰椎或者骶椎形成"裂隙", 这就是我们临床照片报告单中常说到的"隐性脊柱裂"。发生在腰椎的叫"腰椎隐裂"; 发生在骶椎的叫"骶椎隐裂"(图14)。

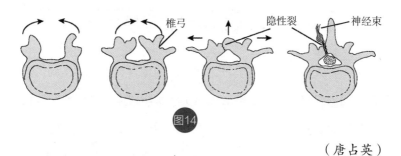

椎弓　隐性裂　神经束

图14

（唐占英）

26. 为什么脊柱侧面观有 4 个弯曲?

答: 在正常情况下, 从侧面看我们的脊柱呈 S 形, 有 4 个生理弯曲, 即颈椎前凸、胸椎后凸、腰椎前凸和骶椎后凸 (图15)。这些弯曲是随着人体活动的重力作用, 由于发育和生理需要而形成的。当婴儿开始抬头时, 与四足哺乳动物一样, 形成颈胸的弯曲, 但没有颈椎向前的弯曲, 出生后 6~7 个月开始坐位, 腰曲形成, 1 周岁后站立行走, 颈曲形成。所以, 人

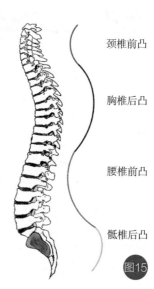

颈椎前凸

胸椎后凸

腰椎前凸

骶椎后凸

图15

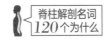

类脊柱 4 个弯曲，颈腰曲是功能（坐站）力学形成的。

（唐占英）

27. 为什么脊柱 4 个弯曲有两个是先天的，有两个是后天的？

答：人体的颈椎与胸椎之间的弯曲出现在胚胎第 7 周，开始"喘息反应"时，逐渐形成抬头、颈胸段向前的弯曲，这仅仅和所有脊椎动物一样，是颈胸椎之间的弯曲。故胎儿时没有颈曲，腰椎与胸椎、骶椎是在同一弯曲度上。脊柱的四个生理弯曲是在人的发育过程中逐渐形成的。

（唐占英）

28. 为什么有腰骶角？正常是多少度？

答：正常的腰椎有一个生理前凸。腰椎生理前凸的存在对保持并维护脊柱的平衡和稳定起到了非常重要的作用。腰椎的这种生理前凸结构，使骶骨在正常情况下有一定的倾斜角度，我们称之为腰骶角。腰骶角系由水平线与顺沿第一骶骨上缘，所作的直线相切而成，正常值为 32°~34°（图 16），女性略大，水平骶椎时，此角度明显增大，

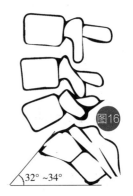

图16

32°~34°

提示腰骶不稳。临床上常表现为腰痛或骶部痛症状。

（唐占英）

29. 为什么骶骨有 8 个孔？

答：人的骶骨呈倒三角形，底向上，尖向下，前面凹陷，上缘中分向前隆突称岬，中部有 4 条横线，横线两端有 4 对骶前孔。背面粗糙隆凸，正中部为骶正中嵴，中间部为骶中间嵴，此嵴外侧有 8 个骶后孔（图 17）。在儿童的时候骶骨是 5 块，随着年龄的增长，到成人后 5 块骶椎融合成一块骶骨，在相互融合过程中形成 8 个骶后孔。

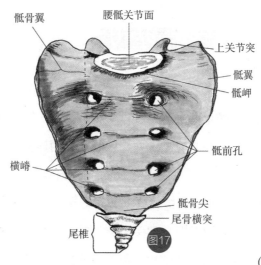

骶骨翼　腰骶关节面　上关节突　骶翼　骶岬　骶前孔　横嵴　骶骨尖　尾骨横突　尾椎　图17

（唐占英）

30. 为什么尾椎骨没有椎间盘?

答:尾椎骨位于骶骨下方,即脊椎最尾端的部位,脊椎骨的最后一块,沿着脊柱一直摸下去,最后一块就是。人的尾巴退化在外部没有,但是遗留尾骨,尾骨数目不等,尾椎通常由三至四块小骨头连接而成,与骶骨构成骶、尾关节,尾骨间亦有尾间关节。尾椎骨是人类从灵长类进化的证据之一,不具有支撑或保护脏器的功能,由于是尾巴退化之后残留一小段的骨性结构,所以尾椎骨没有椎间盘。

(唐占英)

31. 脊椎骨关节主要有几个关节?

答:脊椎骨关节主要有寰枕关节、寰枢关节、钩椎关节、关节突关节、腰椎后关节、腰骶关节突关节、腰骶关节。寰枕关节和寰枢关节是脊柱上端与颅骨之间的连接,又合称为寰枕枢关节(图18)。颈椎体上面侧缘的椎体钩与上位椎体的前后唇缘相接而形成钩椎关节,上下关节突形成关节突关节。腰椎后关节又称小关节,即关节突关节左右各一,与前缘的椎体关节组成三角形状结构。腰骶关节突关节是腰椎关节突

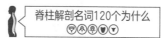
关节最下方的一个关节，也是腰骶枢纽关节。腰骶关节是由第5腰椎的下关节突于骶骨上关节突构成。

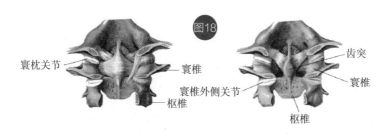

图18

寰枕关节 —— 寰椎
寰椎外侧关节
枢椎

齿突
寰椎
枢椎

（席智杰）

32. 为什么称椎间关节？

答：椎体和椎体之间是由椎间盘，前纵韧带和后纵韧带连接，是椎体与椎体之间的连接，故称为椎间关节（图19）。

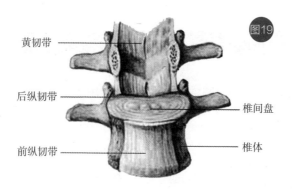

图19

黄韧带
后纵韧带
前纵韧带

椎间盘
椎体

（席智杰）

33. 为什么关节突关节又称后关节?

答：关节突关节由邻位椎骨的上、下关节突构成，允许两椎骨之间有少量运动（图 20）。因位于椎体的后方，所以又称为后关节。

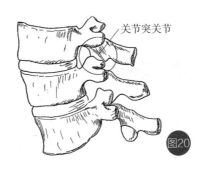

关节突关节

图20

（席智杰）

34. 为什么颈、胸、腰椎关节突关节结构不一致?

答：颈、胸、腰椎关节突关节结构因力学特点不同而不同，颈椎活动度最大，其关节突关节面几乎呈水平位；胸椎活动度最小，侧向活动较少，其关节突关节几乎呈冠状位；腰椎活动度较大，且负重较大，侧向活动较多，其关节突关节呈矢状位（图 21）。

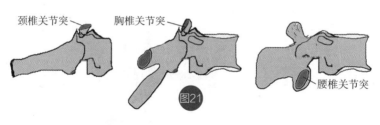

颈椎关节突　　胸椎关节突　　　　　　　　　腰椎关节突

图21

（席智杰）

35. 为什么称椎间孔?

答：椎间孔是由上位椎骨的椎下切迹和下位椎骨的椎上切迹构成的孔状结构，所以称为椎间孔（图 22）。

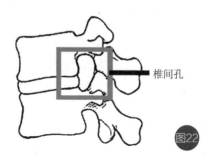

椎间孔

图22

（席智杰）

36. 为什么称椎弓?

答：椎弓为弓形骨板，紧连椎体的缩窄部分，称椎弓根。两侧椎弓根向后内扩展变宽，在中线会合，形如弓形，故称为椎弓（图 23）。

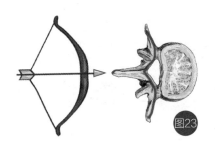

图23

（席智杰）

37. 为什么称椎管？

答：椎管由脊柱椎体的
椎孔和骶骨的骶管连成，上
接枕骨大孔与颅腔相通，下
达骶管裂孔而终，形态如管
道，管内容纳脊髓及其被膜
等结构，故称椎管（图24）。

（席智杰）

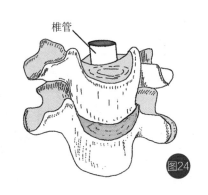

椎管

图24

38. 为什么称侧隐窝？

答：侧隐窝位于侧椎管。其前面为椎体后缘，后面为上关
节突前面与椎板和椎弓根连结处，外面为椎弓根的内面。外侧
入口相当于上关节突前缘。侧隐窝为椎体孔两侧向外陷入部分，

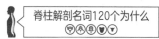

向外下方形成脊神经根通道，与椎间孔相续。形态如隐蔽的窝状，故称侧隐窝（图25）。

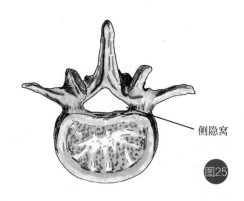

侧隐窝

图25

（席智杰）

39. 为什么称寰枕关节？

答：寰枕关节是由寰椎两侧侧块的上关节凹与相应的枕骨髁构成的椭圆关节。是头颅向颈椎的过渡部位，故称为寰枕关节（图26）。

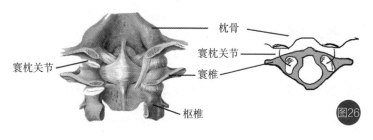

枕骨

寰枕关节

寰椎

寰枕关节

枢椎

图26

（席智杰）

40. 为什么称寰枢关节?

答:寰枢关节是第 1 颈椎寰椎和第 2 颈椎枢椎之间连结的总称,包括 3 个独立的关节,即 2 个寰枢外侧关节和 1 个寰枢正中关节。因其形状像圆环绕着中枢,故称为寰枢关节(图 27)。

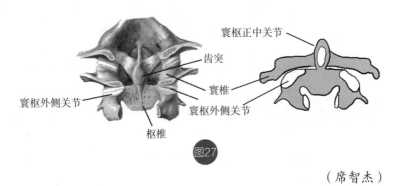

寰枢正中关节

齿突

寰椎

寰枢外侧关节

寰枢外侧关节

枢椎

图27

(席智杰)

41. 为什么颈椎有钩椎关节?

答:钩椎关节是由第 3~7 颈椎体上面侧缘的椎体钩与上位椎体的前后唇缘相接而形成的关节。因为颈椎活动度加大,钩椎关节可以增加颈椎的稳定性,所以颈椎有钩椎关节(图 28)。

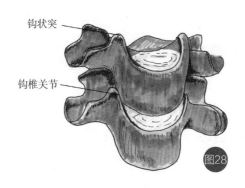

钩状突

钩椎关节

图28

（王晶）

42. 为什么颈椎后关节结构是平面的?

答：颈椎的活动度较大，而承重要求较小，所以关节近于水平方向，其运动较自由。因此颈椎后关节面的结构是水平方向，有利于增加活动度（图29）。

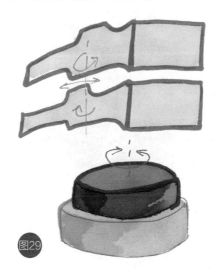

图29

（王晶）

43. 为什么颈椎6、7后关节结构近似胸椎？

答：6、7颈椎是颈椎的下位椎体，其形态和功能逐渐向胸椎过渡。其后关节突逐渐由颈椎的水平方向向胸椎的冠状位方向过渡，所以其后关节突结构近似胸椎（图30）。

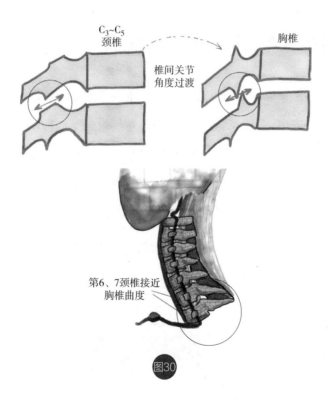

图30

（王晶）

44. 为什么正常人的上段胸椎具有 5°以内的侧弯？

答：第 1~5 胸椎后关节夹角是所有胸椎后关节中最大的，其角度大小自上而下递减，此夹角方便上肢的左右活动，因此习惯用右上肢的人上段胸椎具有 5°以内的向右侧弯；如果上肢过度劳累，可能导致此侧弯消失甚至向反向侧凸，引起从椎间孔发出的胸神经，肋间神经受压（图 31）。

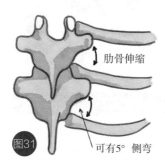

肋骨伸缩

图31

可有5°侧弯

（王晶）

45. 为什么腰椎后关节是双关节面？

答：腰椎后关节又称小关节，与前缘的椎体关节组成三角形状结构。除第一腰椎后关节关节盂是夹槽状，与第 12 胸椎组成插笋关节，其余 4 个腰椎后关节都有 2 个关节面，内侧面与外侧面，这两个面与脊柱中轴线夹角是内侧面小，

外侧面大，当轴向左转时，左侧后关节是外侧面活动，右侧
后关节是内侧面活动，左侧活动范围大，右侧活动范围小
（图32）。

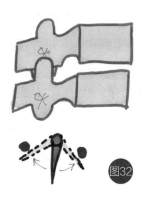

图32

（王晶）

46. 为什么有的人腰骶关节结构不对称？

答：腰骶关节的活动主要是前屈、后伸和侧弯，旋转活
动较少。第5腰椎下关节突和第1骶椎上关节突的方向各不
相同，有的与人体的矢状面平行，所以脊柱的前屈、后伸、
侧弯和旋转都比较灵活。有的和人体的额状面平行，因而脊
柱的侧弯和旋转，就受到一定限制，有的人两侧关节不对称，
因而两侧活动方向和范围不协调，这也是腰骶关节容易发生
扭伤的原因之一。

（王晶）

47 为什么骶髂关节是 S 状?

答：骶骨的耳状面在上位 3 个骶骨的侧部，朝向后外，其前面较后面宽。髂骨的耳状面朝向前内。相对的关节面之间间隙很小，关节面粗糙不平。这样，使两关节面密切相嵌，使关节面稳定性进一步加强（图 33）。

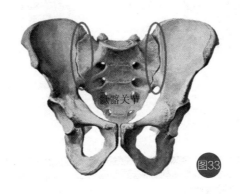

骶髂关节

图33

（王晶）

48. 为什么称颈最长肌? 起止于什么部位? 由什么神经支配? 有什么功能?

答：颈最长肌是竖脊肌在颈部的部位，是颈部最长的肌肉，故称为颈最长肌。颈最长肌的小肌束起于骶骨、肋角和

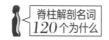

全部横突，止于颈、胸椎的横突和颞骨乳突。颈最长肌接受颈 2~4 神经前支的支配，有 3~6 支。颈最长肌和其他数块颈肌使头部竖直并能使它转动（图 34）。

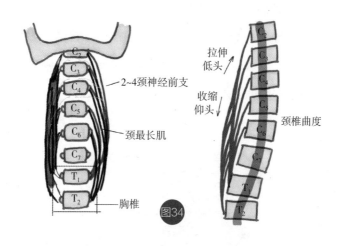

拉伸
低头

收缩
仰头

颈椎曲度

2~4颈神经前支

颈最长肌

胸椎

图34

（王晶）

49. 为什么称头最长肌？起止于什么部位？由什么神经支配？有什么功能？

答：头最长肌为使头部抬起或转动的肌肉，此肌肉名的含意为头部最长的肌肉。起止点：从头骨中的颞骨到脊柱中最低的颈椎（图 35）。神经支配：由脊神经后支支配。功能：头最长肌和其他数块颈肌使头部竖直并能使它转动。

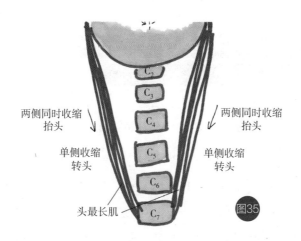

两侧同时收缩
抬头

两侧同时收缩
抬头

单侧收缩
转头

单侧收缩
转头

头最长肌

图35

（王晶）

50. 为什么称前斜角肌？起止于什么部位？由什么神经支配？有什么功能？

答：前斜角肌是颈部侧方斜行的肌肉，故称为前斜角肌。起止点：起自第 3~6 颈椎横突，向下并稍向前外侧，止于第 1 肋上面的前斜角肌结节。神经支配：由 C_4~C_6 颈神经前支支配。功能：可使颈前屈或侧屈，亦可提肋助吸气（图 36 ）。

上斜角肌

图36

（王晶）

51. 为什么称中斜角肌？起止于什么部位？由什么神经支配？有什么功能？

答：中斜角肌是颈部侧方中部斜行的肌肉，故称为中斜角肌（图37）。中斜角肌起于 C_2~C_6 或 C_2~C_7 横突的前后结节，在前结节的起点，有的位于结节顶部，有的位于结节中部，有的位于结节沟底前面，有的位于沟后侧。横突后结节均有腱性起点。止于第1肋骨上面，锁骨下动脉沟以后的部分。神经支配：由 C_3~C_8 颈神经前支支配。功能：可使颈前屈或侧屈，亦可提肋助吸气。

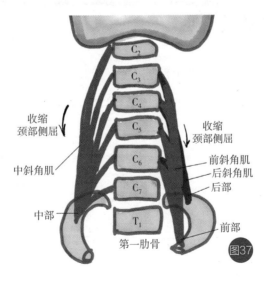

图37

（徐浩）

52. 为什么称后斜角肌？起止于什么部位？ 由什么神经支配？有什么功能？

答：后斜角肌是颈部侧方后部斜行的肌肉故称为后斜角肌。起于自下3个颈椎（4~6颈椎）横突的后结节，肌纤维斜向外下方，止于第2肋骨的外侧面中部的粗隆。神经支配：由C_6~C_7颈神经前支支配。功能：可使颈前屈或侧屈，亦可提肋助吸气。

（徐浩）

53. 为什么称大菱形肌？起止于什么部位？ 由什么神经支配？有什么功能？

答：大菱形肌为菱形肌的一部分，因其形体较小菱形肌大，故称为大菱形肌（图38）。起于胸椎1~4棘突，止于肩胛骨脊柱缘。大菱形肌和小菱形肌共同构成菱形肌。神经支配：由肩胛背神经支配。功能：帮助肩胛骨内收。

（徐浩）

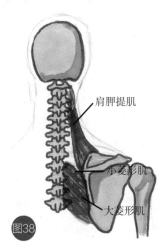

肩胛提肌

小菱形肌

大菱形肌

图38

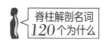
54. 为什么称竖脊肌？起止于什么部位？由什么神经支配？有什么功能？

答：竖脊肌为脊柱后方的长肌，纵列于棘突的两侧，在背肌浅层的深部，为背肌中最长、最强大的肌，起自骶骨背面及髂嵴的后部，向上分出许多肌束，沿途止于椎骨和肋骨，并到达颞骨乳突，所以称之为竖脊肌，竖脊肌又称骶棘肌（图39）。起止点：下起骶骨背面，上达枕骨后方，填于棘突与肋角之间的沟内。它以总腱起自骶骨背面、腰椎棘突、髂嵴后部和胸腰筋膜，依照肌纤维的位置和起止点，向上分为三部：外侧为髂肋肌，止于肋角；中间为最长肌，止于横突及其附近肋骨；内侧为棘肌，止于棘突。各肌还有一系列副起点发出的小肌束参与：髂肋肌的副加小肌束起于髂嵴、肋角和颈椎横突；最长肌的小肌束起于骶骨、肋角和全部横突；棘肌的小肌束起于胸椎和颈椎的棘突。神经支配：受脊神经后支支配。功能：竖脊肌两侧同时收缩有使脊柱后伸和仰头的作用，是强有力的伸肌，是维持人体直立

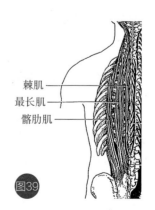

棘肌
最长肌
髂肋肌

图39

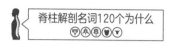

姿势的重要结构。

（徐浩）

 55. 为什么称斜方肌？起止于什么部位？
由什么神经支配？有什么功能？

答：斜方肌是位于上背及中背的表层肌肉，并根据其肌纤维走向分成上、中、下三部分。因其总体形态成方形，肌肉纤维多为斜性，所以称为斜方肌（图40）。起自上项线、枕外隆凸、项韧带及全部胸椎棘突，止于锁骨外1/3、肩峰、肩胛冈。神经支配：由副神经支配。功能：拉肩胛骨向中线靠拢，上部纤维提肩胛骨，下部纤维降肩胛骨。

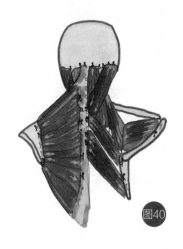

图40

（徐浩）

56. 为什么称肩胛提肌？起止于什么部位？由什么神经支配？有什么功能？

答：肩胛提肌位于颈项两侧，肌肉上部位于胸锁乳突肌深侧，下部位于斜方肌的深面，为一对带状长肌，有上提肩胛骨的作用，所以称之为肩胛提肌（图 38）。起自上 4 块颈椎的横突，肌纤维斜向后下稍外方，止于肩胛骨上角和肩胛骨脊柱缘的上部。神经支配：由肩胛背神经支配。功能：有上提肩胛骨并使肩胛骨下回旋的作用。

（徐浩）

57. 为什么称头上斜肌？起止于什么部位？由什么神经支配？有什么功能？

答：头上斜肌自寰椎横突斜向上止于上项线，所以称之为头上斜肌。起自寰椎横突，止于枕骨粗隆下的上项线。神经支配：由颈一神经后支（枕下神经）支配。功能：帮助头部后伸（双侧），使头向对侧屈（单侧）。

（徐浩）

58. 为什么称头下斜肌？起止于什么部位？由什么神经支配？有什么功能？

答：头下斜肌起自枢椎棘突，止于寰椎横突起，为从中向外下斜行，故称之为头下斜肌（图41）。起止点：自枢椎棘突，止于寰椎横突。神经支配：由颈一神经后支（枕下神经）支配。功能：帮助头向后侧旋转。

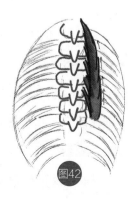

←头下斜肌

图41

（徐浩）

 59. 为什么称肋提肌？起止于什么部位？由什么神经支配？有什么功能？

答：肋提肌有提高肋骨，协助吸气的作用，所以称之为肋斜肌（图42）。位于肋间隙背侧端，为一系列短肌，肌纤维斜向后下方，起于胸椎横突，止于后一个肋骨椎骨端的前缘和外侧面。神经支配：由相应胸神经后

图42

支的外侧支支配。可协助吸气。

（徐浩）

60. 为什么称小菱形肌？起止于什么部位？
由什么神经支配？有什么功能？

答：小菱肌为菱形肌的一部分，和大菱形肌共同构成菱形肌。和大菱形肌相比形体较小故名之（图38）。小菱形肌起于颈椎6、7棘突，止于肩胛骨脊柱缘。神经支配：由肩胛背神经支配。功能：帮助肩胛骨内收。

（徐浩）

61. 为什么称颈长肌？起止于什么部位？
由什么神经支配？有什么功能？

答：这块肌肉位于颈部，由于其长度较长，所以称颈长肌（图43）。颈长肌位于颈椎及第1~3胸椎椎体前面，起于第1~3胸椎椎体及第3~6颈椎横突前结节，止于第2~4颈椎体及寰椎前结节。颈长肌

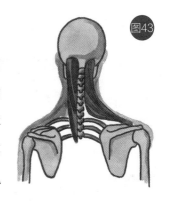

图43

受 2~4 颈（C_2~C_4）神经前支的支配。颈长肌收缩时可以使颈部前屈，当它单侧收缩时，可使颈部向一侧屈曲。

（贾友冀）

62. 为什么称胸锁乳突肌？起止于什么部位？由什么神经支配？有什么功能？

答：这块肌肉的一端附着于胸骨和锁骨，另一端附着于乳突，因此称为胸锁乳突肌。胸锁乳突肌的胸骨头起自胸骨柄前面，锁骨头起自锁骨内 1/3 段上缘，两头间的三角形间隙恰在胸锁关节上方，在体表即形成锁骨上小窝。该肌行向上后外方，止于乳突外面及上项线外侧 1/3。胸锁乳突肌由副神经及第 2~4 颈神经前支支配。胸锁乳突肌一侧收缩时，使头颈向同侧屈，并转向对侧，两侧收缩时，可使头向前屈（低头动作），或当头扬起一定角度时使头继续向后仰（抬头动作）。上固定时，上提胸廓，可以帮助吸气（图 44）。

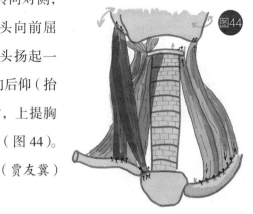

（贾友冀）

63. 为什么称头长肌？起止于什么部位？由什么神经支配？有什么功能？

答：这块肌肉位于颈长肌上方靠近头部，由于其长度较长，所以称头长肌。头长肌覆盖颈长肌的上部，起自第3~6颈椎横突的前结节，止于枕骨底部下面。头长肌受第1~6颈神经前支（C_1~C_6）支配。头长肌两侧同时收缩时，可使头前屈，单侧收缩时，使头向同侧屈。

（贾友冀）

64. 为什么称头夹肌？起止于什么部位？由什么神经支配？有什么功能？

答：由于此肌肉止于乳突，故头部正好位于左右两块肌肉的止点之间，恰似两块肌肉将头夹在中间，因此称为头夹肌。头夹肌起自项韧带下部和上位胸椎棘突，在胸锁乳突肌上端的深面，止于乳突下部和上项线的外侧部。头夹肌由第2~5颈神经后支的外侧支支配。一侧头夹肌收缩使头转向同侧，双侧收缩使头颈后仰。

（贾友冀）

65. 为什么称颈夹肌？起止于什么部位？由什么神经支配？有什么功能？

答：由于此肌肉止于颞骨乳突和第1~3颈椎横突，故颈部正好位于左右两块肌肉的止点之间，恰似两块肌肉将颈部夹在中间，因此称为颈夹肌。颈夹肌起自项韧带下部、第7颈椎棘突和上部胸椎，止于颞骨乳突和第1~3颈椎横突。颈夹肌由第2~5颈神经后支的外侧支支配。一侧颈夹肌收缩使头转向同侧，双侧收缩使头颈后仰。

（贾友冀）

66. 为什么称头半棘肌？起止于什么部位？由什么神经支配？有什么功能？

答：此肌肉是颈部的深层肌肉，分布在棘突两旁，紧贴颈椎，因此一侧的肌肉覆盖一侧的半边棘突，故称头半棘肌。头半棘肌以一串腱起始于上方6节或7节胸椎和第7颈椎横突的顶端，和之后上方3节颈椎的关节突上，各腱结合成一块宽阔的肌肉向上，并止于枕骨的上项线和下项线之间；头半棘肌由第2胸椎至第1腰椎（$T_2 \sim L_1$）脊神经后支支配；头

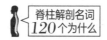

半棘肌两侧同时收缩时使头颈部后伸，单侧收缩时可使头颈部向同侧屈曲。

（贾友冀）

67. 为什么脊柱可以做前屈运动，哪些肌肉参与了这一过程？

答：把脊柱比作一列火车的话，那么椎骨、骶骨、尾骨则是组装成列车的部件，椎间盘、韧带和关节则是车厢之间互相牵拉的部分，腹肌则是列车的马达，起到提供动力的作用，是腹肌为脊柱前屈运动提供动力。脊柱主要由椎骨、骶骨、尾骨，借椎间盘、韧带和关节连结而成。其中相邻的两个椎骨及其间的软组织构成一个能显示脊柱生物力学特性的最小功能单位为一个活动节段。脊柱椎体间由椎间盘相连，椎间盘内的髓核是一种富有弹性的胶状物质，可以根据脊柱运动的需要发生形变。关节突关节连接上下椎骨关节突，可以做微量运动，且脊椎腰段关节突关节呈矢状位，利于脊柱前屈后伸。参与过程的肌肉：腹肌前外侧群和腹横肌腹肌后群，前者包括腹直肌、腹外斜肌和腹内斜肌，后者包括腰大肌和腰小肌（图45）。

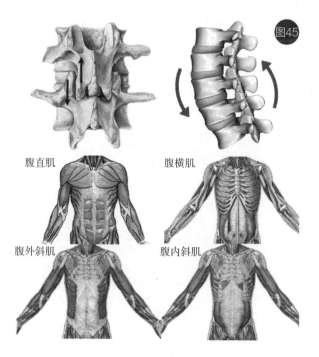

腹直肌　　腹横肌

腹外斜肌　　腹内斜肌

（王怡茹）

68. 为什么脊柱可以做后伸运动，哪些肌肉参与了这一过程?

答：脊柱可以做前屈、后伸、旋转及侧弯运动。其中脊柱的后伸运动，主要是竖脊肌和棘突间肌参与了这一过程。当竖脊肌两侧收缩时，可使脊柱后伸。棘突间肌存在于脊柱全长度，位于脊柱棘突间韧带两侧相邻的椎体棘突之间。棘突间肌也是由脊神经后支支配，当棘突间肌收缩时，可使脊柱后伸。正是竖脊肌和棘突间肌的收缩，从而使脊柱能够向后做后伸运动（图46）。

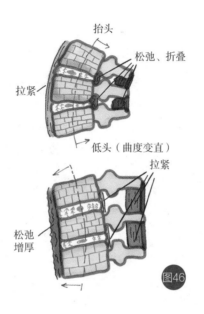

图46

（贾友冀）

69. 为什么脊柱可以做侧弯运动，哪些肌肉参与了这一过程？

答：脊柱可以做前屈、后伸、旋转及侧弯运动。脊柱之所以能做侧弯运动，主要是竖脊肌和横突间肌参与了这一过程。依照肌纤维的位置和起止点，竖脊肌可分为外侧的髂肋肌，中间的最长肌和内侧的棘肌。竖脊肌由脊神经后支支配，主要起到使脊柱后伸和仰头，是强有力的伸肌，对保持人体直立姿势有重要作用。当一侧竖脊肌收缩时，可使脊柱做侧弯运动。横突间肌位于相邻的横突之间，同样由脊神经后支支配，当横突间肌一侧收缩时，可以使脊柱向一侧做侧弯运动。正是由于竖脊肌和横突间肌的收缩，从而使脊柱能够做侧弯运动（图47）。

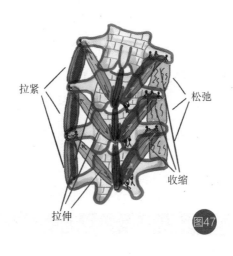

拉紧

松弛

收缩

拉伸

图47

（贾友冀）

70. 为什么颈椎可以做旋转运动，哪些肌肉参与了这一过程?

答：颈椎是脊柱活动度最大的部分，颈椎根据功能和解剖可以分为上颈椎（枕 - 寰 - 枢复合体）和下颈椎。颈椎有前屈、后伸、侧屈和旋转功能，其活动度数分别为：前屈 35°~45°，后伸 35°~45°，左右侧屈各 45°，左右旋转均为 60°~80°。颈椎的旋转运动，主要是由颈部的颈夹肌、胸锁乳

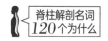
突肌和椎枕肌参与了这一过程。颈夹肌位于颈部的后外侧，覆盖竖脊肌颈部，起于颈韧带及上位胸椎棘突，止于上项线及上位颈椎横突，其功能是使头颈部旋转和后仰，当颈夹肌单侧收缩时，可使颈椎向同侧做旋转运动；双侧收缩时，可使颈椎及头后仰。椎枕肌又称枕下肌，位于枕骨与 C_1/C_2 椎骨之间，其功能是使颈椎及头部旋转和后仰。当椎枕肌一侧收缩时，可使颈椎向同侧做旋转运动，双侧收缩时，可使颈椎及头后仰。正是由于一侧颈夹肌和椎枕肌收缩，从而使颈椎能顺利地做旋转运动。

（孙悦礼）

71. 为什么腰椎可以做旋转运动，哪些肌肉参与了这一过程？

答：腰椎是脊柱在腰部节段的部分，腰椎的活动范围相对较大，活动主要在下腰部，屈曲可达 90°，背伸为 30°，左右侧屈各 20°~30°，旋转一侧可达 30°。腰椎的旋转运动，主要是（腰部的）横突棘肌参与这一过程，腹外斜肌起辅助作用。横突棘肌是一条强有力的肌肉，排列于骶骨至枕骨的整个脊柱的背面，位于椎骨棘突与横突之间的沟槽内，位置最深，紧靠椎骨。横突棘肌在解剖学上由浅到深又依次分为半棘肌、多裂肌和回旋肌。半棘肌、多裂肌和回旋肌分别都起于下位椎骨横突，止于上位椎骨棘突。横突棘肌受脊神经后支支配，在放松状态下，脊柱保持在正常生理位置，当（腰部）横突棘肌单侧收缩时，可使腰椎做旋转运动——向同侧屈曲并转向对侧，反之则向另一侧做旋转运动（图48）。

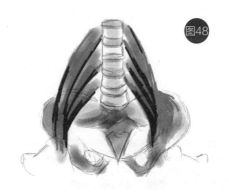

图48

（孙悦礼）

72. 为什么椎间盘退变后，力学特性会发生改变？

答：脊柱起着支撑人体重量的作用，其主要由脊椎骨和椎间盘构成，从上到下有四个生理弧度，分别是向前的颈曲、向后的胸曲、向前的腰曲和向后的骶曲。脊柱的生理弧度从生物力学上，很好地在各个节段的重量进行分配。而椎间盘是连接相邻两个椎体的纤维软骨盘，由内部具有缓冲作用的、富有弹性的胶状髓核和外部多层环状包绕髓核的纤维软骨环以及分散负荷的上下软骨终板构成。椎间盘占整个脊

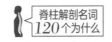
柱高度的 20%~30%，在生物力学上是脊柱功能单位的负载活动中心，具有缓和冲击和吸收震荡的作用，能有效地把人体的重量逐节段向下传递。随着年龄的增长或者外力的作用，椎间盘可发生退变：髓核脱出，软骨终板退变硬化或钙化增厚，可使椎间盘的厚度不对称，从而导致整体应力的分布不均衡，自上而下的生物力学传导不再是最佳的生理分布传导了。

（孙悦礼）

73. 为什么称棘上韧带？起止于什么部位？由什么神经支配？有什么功能？

答：围绕脊柱周围存在许多固定脊柱椎体的生理位置、椎管及内容物的韧带，棘上韧带即是其中的一条。棘上韧带连接第 7 颈椎棘突、胸椎棘突及腰椎棘突至骶中嵴，为一条条索状韧带，因其附着于脊柱棘突的上部，因而称为棘上韧带。棘上韧带起于第 7 颈椎棘突，止于骶中嵴。在棘上韧带有脊神经后支的神经末梢分布，因而棘上韧带是由脊神经后支支配。棘上韧带是一条强有力的韧带，纵行贯穿脊柱，有保持脊柱生理弧度，限制脊柱过度前屈的作用（图 49）。

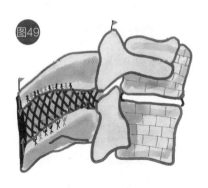

图49

（孙悦礼）

74. 为什么称腹直肌？起止于什么部位？由什么神经支配？有什么功能？

答：腹直肌为上宽下窄的带形肌，位于腹前壁正中线的两旁，居腹直肌鞘内。因其在腹部且竖直分布故称为腹直肌。其起始于耻骨联合和耻骨结节之间，肌束自下向上止于胸骨剑突及第5~7肋软骨的前面，肌的全长被3~4条横行的腱划分成多个肌腹。健美训练者的腹部波浪状肌肉就是经过锻炼腹直肌，肌肉发达所致。其受第5~12对肋间神经、髂腹下神经、髂腹股沟神经的共同支配。其与腹外斜肌、腹内斜肌和腹横肌等共同组成腹肌前外侧群，共同保护腹腔脏器，维持腹内压；收缩时缩小或增加腹压，以协助完成排便、分娩、呕吐和咳嗽等生理活动；同时能使脊柱前屈、侧屈和旋转；上固定时，两侧收缩，使骨盆后倾。下固定时，一侧收缩，使脊柱向同侧屈；两侧收缩，使脊柱屈，还能降肋以助呼气（图50）。

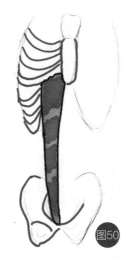

图50

（孙悦礼）

75. 为什么称腰小肌？起始于什么部位？由什么神经支配？有什么功能？

答：腰小肌是一种细长的骨骼肌，位于膈角及腰大肌之间。腰小肌呈细长条形的牛羽状肌，起于最后两肋骨的椎端及所有腰椎体下侧方。从那里，它向下传递到腰大肌内侧缘，并插入到无名线和髂耻隆起。此外，它附接和拉伸髂骨筋膜的深表面，偶尔其最下面的纤维到达腹股沟韧带。当变种发生时，在髂骨上隆起的插入有时辐射到髂骨弓。从形态学上看，腰小肌是常常易变甚至缺失的，仅存在于所研究的人类标本的约27%中。它平均长约24cm，其中约7.1cm是肌肉组织，约17cm是肌腱。腰小肌主要由腰1~3神经支配，其主要功能是前屈、外旋髋关节及紧张髂筋膜（图51）。

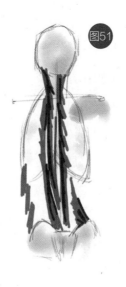

图51

（孙悦礼）

76. 为什么称腹外斜肌？起止于什么部位？由什么神经支配？有什么功能？

答：腹外斜肌为宽阔扁肌，位于腹前外侧部的浅层，大家平时双手叉腰所在即为腹外斜肌（图52）。其起始部呈锯齿状，起自下位8个肋骨的外面，肌束由后外上方斜向前内下

方，后部肌束向下止于髂嵴前部，
上中部肌束向内移行于腱膜，经腹
直肌的前面，并参与构成腹直肌鞘
的前层，至腹正中线终于白线。支
配腹外斜肌的神经有第5~12对肋
间神经、髂腹下神经和髂腹股沟神
经。主要的功能是增加腹压，使脊
柱前屈和旋转躯干。上固定时，两
侧收缩，使骨盆后倾。下固定时，
一侧收缩，使脊柱向同侧侧屈和向

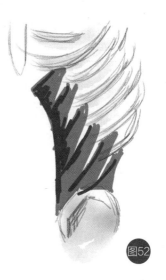

图52

对侧回旋；两侧收缩可使脊柱屈以及降肋助呼气。同时其与
腹直肌、腹内斜肌和腹横肌等共同组成腹肌前外侧群，共同
保护腹腔脏器，维持腹内压。

（孙悦礼）

77. 为什么称腹内斜肌？起止于什么部位？ 由什么神经支配？有什么功能？

答：腹内斜肌位于腹外斜肌深面，起于胸腰筋膜、髂嵴
和腹股沟韧带外侧半，肌纤维呈扇形展开，上部止于下3对
肋，中部斜向内上方，下部斜向内下方。后两部肌纤维至腹

直肌的外侧缘处移行为腱膜，分前、后两层包裹腹直肌，参与腹直肌鞘前、后壁的构成，最后止于白线。腹内斜肌下缘部分肌纤维呈弓状跨过精索上方移行为腱膜，在腹直肌外侧缘与腹横肌的腱膜结合，形成腹股沟镰（联合腱），附于耻骨梳。腹内斜肌和腹横肌下缘的部分肌纤维，一起沿精索向下出腹股沟管浅环进入阴囊，包绕精索和睾丸形成提睾肌（图53）。其受第5~12对肋间神经、

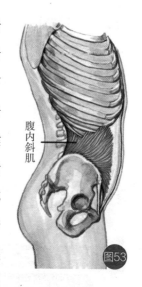

腹内斜肌

图53

髂腹下神经、髂腹股沟神经的支配。腹内斜肌属于腹肌前外侧群的一员，协同腹直肌、腹外斜肌、腹横肌等一起完成保护腹腔脏器，维持腹内压的任务。

（孙悦礼）

78. 为什么称腰方肌？起止于什么部位？由什么神经支配？有什么功能？

答：腰方肌呈长方形，是最深的腹肌（图54）。其起自第12肋骨下缘和第1~4腰椎横突髂嵴的后部，止于髂嵴上缘。其位于腹后壁，在脊柱两侧，其内侧有腰大肌，其后方有竖

脊肌，二者之间隔有胸腰筋膜的中层。腰方肌受腰神经前支支配。其可以下降和固定第 12 肋，并使脊柱侧屈和后伸。这条肌肉对于治疗腰痛有很重要的意义。当人们深受背痛的困扰时，常常与其有关。

（王怡茹）

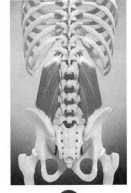

图54

79. 为什么称棘间肌？起止于什么部位？由什么神经支配？

答：棘间肌是位于上下相邻骨棘突尖之间成对的短肌，在棘间韧带每侧各一块（图 55）。颈部共 6 对：第 1 对位于枢椎与第 3 颈椎之间，最后 1 对位于第 7 颈椎与第 1 胸椎之间。在胸部，第 1 与第 2 胸椎间，第 2 与第 3 胸椎间该肌不恒定，第 11 与第 12 胸椎之间均存

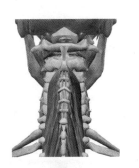

图55

在。在腰部的 5 个腰椎之间均存在。棘间肌均由脊神经后支支配。

（王怡茹）

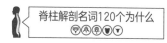

80. 为什么称横突间肌？起止于什么部位？
由什么神经支配？有什么功能？

答：横突间肌是连接上下椎体的深层肌肉（图56）。起始于下位椎骨的横突，终止于上位椎骨的横突，受脊神经支配。当人的脊柱向一侧弯曲时，我们相邻的两个椎体横突便会互相靠近，而这块肌肉可以使脊柱侧屈；当脊柱向前弯曲时，它同样可以固定住我们的脊柱，让脊柱更稳定。如果将脊柱比喻成一个"梯子"，那么横突间肌就像个"卫士"，它既可以扶住梯子来保持梯子的稳定，又可以协助梯子进行侧屈活动。这块肌肉主要通过神经肌肉的控制系统来保护我们的脊柱，并且可以通过细微的调整韧带达到稳定脊柱的效果。

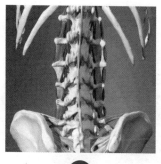

图56

（王怡茹）

81. 为什么称胸腰筋膜？起止于什么部位？由什么神经支配？有什么功能？

答：胸腰筋膜主要指位于胸背区的深筋膜，是由筋膜层、韧带和疏松结缔组织共同构成的复合结构（图57）。在腰部，筋膜明显增厚，包裹竖脊肌和腰大肌，并分为浅、中、深三层。浅层筋膜位于竖脊肌后，向上与颈部颈深筋膜浅层连接，向下贴附于髂嵴和骶骨，内侧贴附于胸椎棘突和棘上韧带，向外侧贴附于肋角；中层筋膜则分隔竖脊肌与腰方肌；深层筋膜则覆盖在腰方肌前面。胸腰筋膜主要受腰神经、肋间神经、肋下神经和臀上皮神经支配。胸腰筋膜对骨盆的稳定起着重要的作用，因为胸腰筋膜可通过附着于其上的肌肉参与活动，它附着的背阔肌、臀大肌、腹横肌、内斜肌和竖脊肌等肌肉，可以使胸腰筋膜像"大网"一样收缩，使其稳定骨

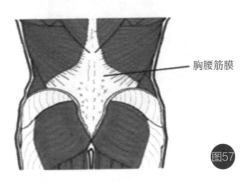

胸腰筋膜

图57

盆区脊柱，同时胸腰筋膜像个"床垫"一样，保护着深层、浅层竖脊肌，形成了竖脊肌鞘，分隔肌群有利于肌群的活动，在肌肉之间起缓冲作用，使之免受摩擦。

（王怡茹）

82. 为什么称腰大肌？起止于什么部位？由什么神经支配？有什么功能？

答：腰大肌位于脊柱腰部两侧，起于腰椎体侧面和横突，主要是根据其位置和作用特点而命名（图58）。该肌肉的起点为12胸椎、腰1~4横突及其椎间盘以及腰4~5椎间盘前缘，与髂肌肌束相合止于股骨小转子。其主要受腰丛神经分支（L_1~L_4）支配，该肌肉可使躯干（脊柱腰段）和骨盆前屈，主要具有促进腰部前屈和外旋髋关节的作用。

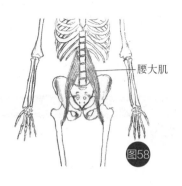

腰大肌

图58

（王怡茹）

83. 为什么称阔筋膜张肌? 起止于什么部位? 由什么神经支配? 有什么功能?

答: 阔筋膜张肌位于大腿上部前外侧, 因肌腹在阔筋膜两层之间被包裹而具有紧张阔筋膜的作用, 因而被称为阔筋膜张肌。该肌肉起于髂前上棘和髂棘的一部分, 并经髂胫束止于胫骨外侧髁(图 59)。主要受骶丛臀上神经(L_4~S_1)支配。功能: 具有紧张阔筋膜、屈髋、外展髋关节的作用。

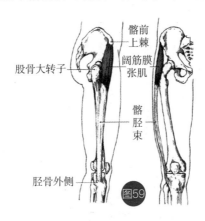

髂前上棘

股骨大转子

阔筋膜张肌

髂胫束

胫骨外侧

图59

(王怡茹)

84. 为什么称关节突关节囊韧带? 起止于什么部位? 有什么功能?

答: 关节突关节属于滑膜关节, 关节囊附着于关节软骨的边缘，薄且松弛，内层为滑膜，外层为纤维膜。关节突关节囊韧带联系上、下椎体的同侧关节突，附着于关节突关节囊，即被称为关节突关节囊韧带。关节突关节囊韧带短但很强壮，可以在脊柱屈曲时提供抵抗力，在扭转试验中发现，关节突关节囊韧带和关节突关节囊承担45%的扭转载荷。在腰椎旋转时，同侧关节突关节分离，关节囊韧带被拉伸，对侧关节突关节咬合，即同侧的关节突关节囊韧带和对侧的关节骨性结构主要承担脊柱旋转载荷。

（鲍嘉敏）

85.为什么称项韧带？起止于什么部位？有什么功能？

答：该韧带因其位于人体颈项部，所以称为项韧带（图60）。它是类三角板形状的弹性膜组织，项韧带的形成是从颈椎棘突最突出处向后逐渐扩展而成，向上最终到达枕骨部位并附着于其上，向下最终止于第7颈椎的棘突终末端分成两个小分支，像一个倒立的V字，形成了一块三角板形状的韧带。项韧带是我们颈部肌肉附着的一种双层纤维组织，其弹性和致密性

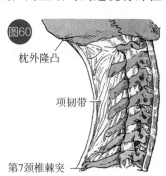

图60

枕外隆凸

项韧带

第7颈椎棘突

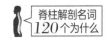

均很高，这样一方面可以保护我们颈部柔软的肌肉、血管等，起到一定的支撑作用；另一方面项韧带呈三角形，具有更稳定的特性，加强了限制颈项部活动范围的功能，从而有效地防止颈椎位置发生旋转或偏向一侧等的结构异常。

（刘利）

86. 为什么称黄韧带？起止于什么部位？有什么功能？

答：黄韧带在椎骨所有韧带中被认为是最为重要的，是脊柱后部重要的力学结构，因其颜色呈淡黄色而得名（图61）。黄韧带在椎体的后侧壁，分左右两半，其上方附着在上一个椎板的前下方，下方附着在下一个椎板的上缘。黄韧带主要由75%的弹性纤维和25%的胶原纤维组成，具有弹簧一般的良好弹性。黄韧带的主要作用是限制脊柱过度前屈和维持人体直立姿势。其中75%的弹性纤维主要负责当我们做弯腰、腰部旋转或侧弯等动作时，韧带随着运动的变化或者延长或者缩短，保持我们的脊柱在运动时的稳定，而25%的胶原纤维具有韧性或抗拉性，可防止弹性纤维的过分牵张而断裂。这两者既具有协同作用，也相互制衡，最终达到人体脊柱在适当范围内活动的同时也不会损伤的目的。

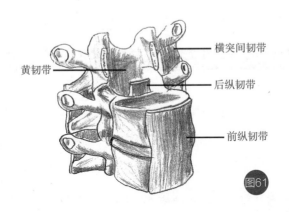

横突间韧带

黄韧带

后纵韧带

前纵韧带

图61

（刘利）

87. 为什么称前纵韧带？起止于什么部位？有什么功能？

　　答：前纵韧带因其所处位置而得名，它是一条位于所有椎体和椎间盘前面的纵形长韧带，整体看来是一条长而宽的白色纤维带，是人体最长的一条韧带，它拥有三层并列的纵行纤维结构，故从功能上来看是非常坚强的（图61）。前纵韧带上起于枕骨大孔前缘，因人而异下至第1或第2骶椎，同时前纵韧带内层纤维还会与椎间盘外层纤维紧密相连，但并不会进入椎体。其在不同椎骨处的宽窄厚薄也会稍有不同，在胸椎及各椎体前面的部分较窄而略厚，但于颈腰部和椎间盘前面又变得较宽而略薄。前纵韧带不仅在长度上跨越整条脊柱，在宽度上也完美地包住了脊柱的前侧面，从而有效地防止了脊柱过度后伸和椎间盘向前脱出。

（刘利）

88. 为什么称后纵韧带？起止于什么部位？有什么功能？

答：后纵韧带因其所处位置而得名，它位于椎管的前壁，椎体的后方。同样作为脊柱的长韧带，整体看来是一条长而窄的白色纤维带（图61）。它拥有两层并列的纵行纤维结构，浅层跨越3~4个椎体，深层呈"八"字型跨越一个椎间盘，连于相邻两椎体间，"八"字弧形边缘部分紧靠椎弓根部。后纵韧带起自第2颈椎体，并向上与第2椎体的覆膜相续；向下沿各椎体的后面移行，直至到达骶尾部，同时与椎间盘纤维环及椎体上下缘紧密相连，而相较于与椎体的结合则疏松。其在不同椎骨处的宽窄厚薄也会稍有不同，在颈椎、上部胸椎及椎间盘的部分较宽；而下部胸椎、腰椎和各椎体的部分则较窄。虽然后纵韧带较前纵韧带窄，但它却同样坚韧，可有效限制脊柱过度前屈及防止椎间盘向后脱出。

（刘利）

89. 为什么称横突间韧带？起止于什么部位？有什么功能？

答：横突间韧带因其所处位置而得名，它连于相邻椎骨横突之间，是一种白色而坚韧的致密结缔组织（图61）。在颈椎部此韧带常缺如，在胸椎者常呈细细的条索状，在腰部则发育最好，呈膜状。横突间韧带分内外两部，其厚度由上向下逐渐增厚。在上腰椎横突间隙，其外侧部发育不良，仅为薄薄的一层筋膜。在下两个腰椎横突间隙，其参与构成髂腰韧带。横突间韧带内侧部呈弓形排列，像是在横突之间拉了一层厚厚的窗帘，从而可有效保护脊神经后支及血管。

（刘利）

90. 为什么称髂腰韧带？起止于什么部位？有什么功能？

答：髂腰韧带因其所处位置而得名，起于第4腰椎和第5腰椎的横突，呈放射状止于髂嵴的内侧。髂腰韧带是一层肥厚而强韧的三角形韧带，本质是由横突间韧带演化而来，所以同样是一种白色的致密结缔组织。此韧带为两部分，即上束和下束。上束起源于腰4横突最尖处，纤维斜向外下方，向后止于髂嵴，为薄的筋膜层；下束起于腰5横突最尖处，纤维斜向外下方，向后止于髂嵴的上束止点前内方。髂腰韧带的主要作用就是保护在第4、5腰椎通行的脊神经和血管，但是如果髂腰韧带肥厚增生，可压迫腰神经后支，这是引起腰腿疼的常见原因之一。

（刘利）

91. 为什么称骶髂韧带？起止于什么部位？
由什么神经支配？有什么功能？

答：骶髂关节是人体负重的枢纽，由居中的骶骨两个面和两个髂骨的内侧面构成耳状关节，连接和稳定关节的几组韧带合称为骶髂韧带，包括了骶髂前韧带、骶髂后韧带、骶髂骨间韧带等（图62）。从功能上看，骶髂关节负重强，活动度小，稳定性强，因此骶髂韧带强韧而活动范围小，损伤后恢复慢是造成慢性下腰痛的常见原因，又因受到腰骶丛神经共同支配，临床上表现为多种疼痛形式，如下腰痛、臀区疼痛、大腿近端疼痛及腹股沟区疼痛。

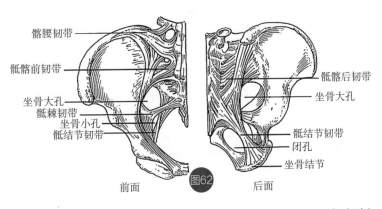

髂腰韧带
骶髂前韧带
坐骨大孔
骶棘韧带
坐骨小孔
骶结节韧带
骶髂后韧带
坐骨大孔
骶结节韧带
闭孔
坐骨结节
前面　图62　后面

（刘利）

92 为什么称髓核?

答:髓核是呈乳白色半透明的富于弹性的胶状物质,由纵横交错的纤维网状结构即软骨细胞和蛋白多糖黏液样基质构成。位置在椎间盘中央部,其上下为骨板,四周被纤维环包围(图63)。髓核在承受外力时,将力均匀地传递到周围的纤维环,避免椎间盘的某一部位因过度承载而发生损伤,具有平衡应力的作用。

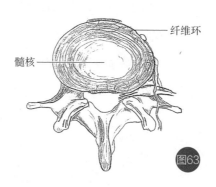

纤维环

髓核

图63

(王晓赟)

93. 为什么称纤维环?

答:纤维环由纤维软骨组成,纤维环在椎体间斜行而且相互交叉。其位置在椎间盘的外周围部,包裹着髓核,在横切面上呈现多层纤维软骨环按同心圆排列（图63）。纤维环的前方有前纵韧带，纤维环的后方有后纵韧带，在强度上，后纵韧带较前纵韧带弱，因此髓核易向后外侧脱出，突入椎管或椎间孔，压迫脊髓或脊神经，称为椎间盘突出症。

（王晓赟）

94. 为什么椎间盘没有血管组织？

答：胎儿椎间盘的血液供应来自椎间盘的周围和邻近椎体的血管，这些血管在出生后即发生退行性变化，20岁以后完全闭塞。成人的椎间盘基本上是无血管组织的，邻近椎体的血管通过软骨板到达椎间盘，但不到髓核。除纤维环周边部分有少量血液供应外，椎间盘基本上是无血管组织的。椎间盘内部无血管这一特点，充分适应了其抗压力的需要（图64）。

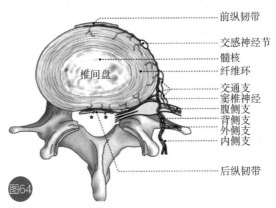

前纵韧带
交感神经节
髓核
纤维环
交通支
窦椎神经
腹侧支
背侧支
外侧支
内侧支
后纵韧带

椎间盘

图64

（王晓赟）

95. 为什么椎间盘具有缓冲压力、保护脊髓的作用?

答:除第1、2颈椎之间没有椎间盘外,其他椎间盘位于脊柱的每节椎体之间,其特殊的结构不但赋予了脊柱灵活运动的特性而且能分散应力,吸收震荡从而保护椎管内的脊髓。椎间盘的髓核与包裹它上下面的软骨终板、周围的纤维环共同构成对抗重力和张力的闭合缓冲系统。髓核是由软骨样细胞分散在含水的基质内,周围围绕着一个比较致密的胶原纤维网而构成的一个含水量很高的水球。当脊柱运动时,髓核犹如滚珠轴承起支点作用,协助脊柱其他部分完成生理活动,球型的结构通过形变,可以分散压力,吸收震荡。

(王晓赟)

96. 为什么椎间盘随年龄增长会发生退变?

答:人类直立行走时,脊柱负担了身体更多的重量,因此退变性脊柱病、颈肩腰腿痛就成为人类特有的运动系统疾病。人类在25岁后,出现脊柱衰老退变,髓核的含水量会逐渐下降使得椎间盘变性硬化、纤维环破裂、髓核突出,伴随肌肉力量衰减、韧带失去弹性、脊椎骨质疏松与肌腱韧带附着处骨增生，从而发生脊柱功能障碍、颈肩腰腿痛等脊柱相关疾病。

（王晓赟）

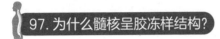

97. 为什么髓核呈胶冻样结构？

答：髓核的组成是由少量的软骨样细胞分散其分泌的大量蛋白多糖基质内，蛋白多糖是一种巨大分子的亲水性糖类，且具备很强的保水能力，可以像海绵一样柔软地将水分吸住，既可以形变，又能缓冲外界的冲击，这种高弹性是髓核组织特有的机能（图65）。

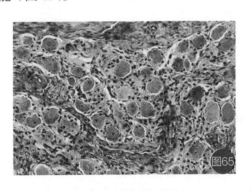

图65

（王晓赟）

98. 椎间盘退变过程中的基质降解酶有哪些？

答：椎间盘的基质中的主要成分是 II 型胶原和蛋白多

糖，因此基质降解酶主要针对这两种大分子。基质金属蛋白酶（MMPs）是一个大家族，可降解多种细胞外基质成分，其中MMP3和MMP13是降解软骨胶原即Ⅱ型胶原的主要酶且具有协同作用。另一种金属蛋白酶ADAMTS-5别名为Aggrecanases Ⅱ（蛋白多糖酶2），是特异性降解蛋白多糖的基质酶，在软骨退变发生的过程中起关键作用。

（王晓赟）

99. 椎间盘退变过程中营养供应减少的原因是什么？

答：椎间盘是人体最大的无血管组织，其营养供应主要依靠软骨终板和纤维环的渗透，椎间盘发生退变后，髓核的含水量下降，形变能力不足，水液进出受限，造成营养物质进入减少同时代谢产物堆积，从而刺激软骨细胞凋亡和软骨基质破坏，软骨终板和纤维环变硬，营养通路更加阻塞。

（王晓赟）

100. 椎间盘退变过程中都产生了哪些病理产物？

答：椎间盘发生退化的过程中，可以产生较多的炎症因子，例如 TNF-α（肿瘤坏死因子 -α）、IL-1β（白细胞介素 -1β）、IL-6（白细胞介素 -6）、IL-20（白细胞介素 -20）等，不但可以致痛而且还可以引发炎症的级联反应，加速椎间盘的退变。还有人体内最为重要的炎症性的致痛物质之一 PGE2（前列腺素），以及可以促进神经生长和抑制炎性因子的 NO。

（王晓赟）

101. 为什么称脊髓？

答：脊髓是人体中枢神经系统的一部分，位于椎管内，上端连接延髓，两旁发出成对的神经，分布到四肢、体壁和内脏（图66）。脊髓的内部有一个H形（蝴蝶形）灰质区，主要由神经细胞构成；在灰质区周围为白质区，主要由有髓神经纤维组成。脊髓是神经系统的重要组成部分，其活动

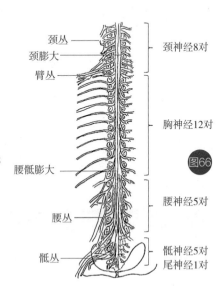

颈丛
颈膨大
臂丛
颈神经8对

胸神经12对

图66

腰骶膨大

腰神经5对

腰丛

骶丛
骶神经5对
尾神经1对

受脑的控制，同时，它又是许多简单反射的中枢。脊髓可传导来自四肢和躯干的各种感觉冲动，通过脊髓的上行纤维束，包括丘脑束、薄束和楔束等，丘脑束传导前感觉，即除面部以外的痛觉、温度觉和粗触觉，薄束和楔束传导本体感觉和精细触觉，以及小脑束的小脑本体感觉径路。脑的活动通过脊髓的下行纤维束，包括执行传导随意运动的皮质脊髓束以及调整锥体系统的活动并调整肌张力、协调肌肉活动、维持姿势和习惯性动作，使动作协调、准确、免除震动和不必要附带动作。

（许崇卿）

102. 为什么称锥体束？它有什么功能？

答：锥体束是下行运动传导束，包括皮质脊髓束和皮质核束。因其神经纤维主要起源于大脑皮质的锥体细胞，故称为锥体束。其中部分纤维下行到脊髓，直接或经中继后间接止于脊髓前角运动细胞，称为皮质脊髓束；另一部分纤维止于脑干内躯体运动核和特殊内脏运动核，称为皮质核束。锥体束在离开大脑皮质后，经内囊和大脑脚至延髓（大部分神经纤维在延髓下段交叉到对侧，而进入脊髓侧柱），终于脊髓前角运动细胞（图67）。

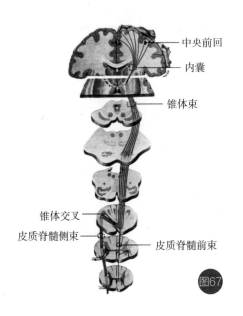

中央前回

内囊

锥体束

锥体交叉

皮质脊髓侧束

皮质脊髓前束

图67

（许崇卿）

103. 为什么脊髓有颈膨大和腰膨大？

答：脊髓位于椎管内呈圆柱形，前后稍偏，脊髓的全长粗细不等，有两个膨大部，自颈髓第 4 节到胸髓第 1 节称颈膨大；自腰髓第 2 至骶髓第 3 节称腰膨大。颈膨大的出现是由于该节段脊髓内的神经细胞和纤维较多所致，膨大的成因则与肢体的发达有关。由于人类的上肢动作灵巧，解剖结构精细，所以支配上肢的臂丛神经就比较发达，颈膨大正相当于臂丛神经发出的节段。腰膨大指脊髓自第 9 胸椎向下连续与脊髓圆锥的粗壮膨大区域，由腰膨大发出管理下肢或后肢的腰丛、骶丛神经（图66）。

（许崇卿）

104. 为什么脊髓灰质有前角和后角？

答：灰质的每一半由前角和后角组成。前角内含有大型运动细胞，其轴突贯穿白质，经前外侧沟走出脊髓，组成前根（图68）。颈部脊髓的前角特别发达，这里的前角细胞发出纤维支配上肢肌肉。后角内的感觉细胞，有痛觉和温度觉的第二级神经元细胞，并在后角底部有小脑本体感觉径路的第二级神经元细胞体（背核）。

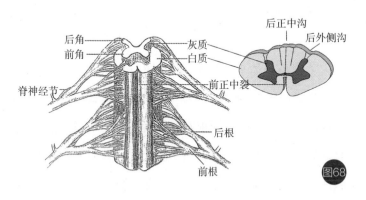

图68

（许崇卿）

105. 为什么脊髓内部分为白质和灰质?

答：脊髓的内部有一个 H 形（蝴蝶形）灰质区，主要由神经细胞构成；在灰质区周围为白质区，主要由有髓神经纤维组成。灰质中心有中央管，中央灰质管前后的横条灰质称灰连合，将左右两半灰质联在一起。灰质周缘部和其联合细胞以其附近含有纤维的白质构成所谓的脊髓的固有基束，贯穿于脊髓的各节段，并在相当程度上保证完成各种复杂的脊髓反射性活动。白质主要由上行（感觉）和下行（运动）有髓鞘神经纤维组成（纵行排列），分为前索、侧索和后索三部分。前索位于前外侧沟的内侧，主要为下行纤维束，如皮质脊髓（锥体）前束、顶盖脊髓束（视听反射）、内侧纵束（联络眼肌诸神经核和项肌神经核以达成肌肉共济活动）和前庭脊髓束（参与身体平衡反射）。两侧前索以白质前连合相互结合。侧索位于脊髓的侧方前外侧沟和后侧沟之间，有上行和下行传导束。上行传导束有脊髓丘脑束（痛觉、温度觉和粗的触觉纤维所组成）和脊髓小脑束（本体感受性冲动和无意识性协调运动）。下行传导束有皮质脊髓侧束亦称锥体束（随意运动）和红核脊髓束（姿势调节）。后索位于后外侧沟的内侧，主要为上行传导束（本体感觉和一部分精细触觉）。

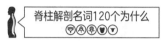

颈部脊髓的后索分为内侧的薄束和外侧的楔束（图67）。

（许崇卿）

106. 为什么脊神经的后根主要传导感觉？

答：后根主要由感觉神经纤维组成，连接于脊髓灰质的后角，内含有大量感觉细胞，有痛觉和温度觉的第二级神经元细胞，并在后角底部有小脑本体感觉径路的第二级神经元细胞体（背核）。

（许崇卿）

107. 为什么脊神经的前根主要传导运动？

答：前根主要由运动神经纤维组成，连接于脊髓灰质的前角，内含有大量运动细胞，其轴突贯穿白质，经前外侧沟走出脊髓，组成前根（图68）。

（许崇卿）

108. 为什么脊髓有前正中裂？

答：脊髓的表面有数条纵沟，前面有较深的纵沟称为前正中裂，形成原因可能是不同功能的神经元或神经束被分割开来（图 68）。

（许崇卿）

109. 为什么脊髓有后外侧沟？

答：脊髓的表面有数条纵沟，后面有较浅的纵沟称为后正中沟，两侧浅沟就是互相对称的后外侧沟。形成原因可能是不同功能的神经元或神经束被分割开来（图 68）。

（许崇卿）

110. 为什么脊神经成对？共有多少对？

答：脊神经从两侧的椎间孔成对穿出，共 31 对，分别为颈神经 8 对，胸神经 12 对，腰神经 5 对，骶神经 5 对，尾神经 1 对。

（许崇卿）

111. 为什么脊神经有前根？

答：前根属运动性，由位于脊髓灰质前角和侧角及骶髓

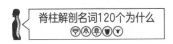

副交感核的运动神经元轴突组成。

（刘洋）

112. 为什么脊神经有后根？

答：后根属感觉性，由脊神经节内假单极神经元的中枢突组成。脊神经节是后根在椎间孔处的膨大部，为感觉性神经节，主要由假单极神经元胞体组成。

（刘洋）

113. 为什么称脊膜支？

答：脊膜支亦称窦椎神经，脊神经干出椎间孔后分出，它接受来自邻近的灰交通支或胸交感干的分支，再经椎间孔返回椎管，分布于脊髓被膜和血管壁，亦从椎管内分布于椎间关节的关节囊。

（刘洋）

114. 为什么称脊神经节？

答：脊神经节是在脊髓后根有一膨大部分，内含假单极神经元。位于后根入椎间孔处，为深浅感觉传入神经的第一级神经元。

（刘洋）

115. 为什么称颈丛？

答：颈丛由第1~4颈神经前支组成（图66）。它发出皮支和肌支。皮支分布到颈前部皮肤；肌支分布于颈部部分肌肉（颈部深肌）、舌骨下肌群和肩胛提肌；其中最主要的是膈神经，为混合性神经，它由第3~5颈神经前支发出，经胸腔至膈肌，主要支配膈肌的运动以及心包、部分胸膜和腹膜的感觉。

（刘洋）

116. 为什么称臂丛？

答：臂丛由第5~8颈神经前支和第1胸神经前支的大部分组成（图66）。先位于颈根部，后伴锁骨下动脉经斜角肌间隙和锁骨后方进入腋窝。其间几经相互编织，可分为根、干、股、束四段，并发出许多分支，在腋窝臂丛形成三个束，即外侧束、内侧束和后束，包绕腋动脉。臂丛的分支很多，其主要分支为肌皮神经、正中神经、尺神经、桡神经和腋神经。其中，肌皮神经自外侧束发出，支配着臂前群肌和前臂外侧的皮肤。正中神经由内侧束和外侧束各发出一根合成，支配前臂前群肌的大部分，手鱼际肌及手掌面桡侧三个半指的皮肤。尺神经由内侧束发出、支配前臂前群肌的靠尺侧的小部分肌肉、手小鱼际肌和手肌中间群的大部分以及手掌面尺侧一个半指和手背面尺侧两个半指的皮肤。桡神经发自后束，支配臂及前臂后群肌、臂及前臂背侧面皮肤和手背面桡侧两个半指的皮肤。腋神经由后束发出，支配三角肌、小圆肌及三角肌区和臂外侧面的皮肤。

（刘洋）

117. 为什么称腰丛？

答：腰丛由第 12 胸神经前支的一部分，第 1~3 腰神经前支和第 4 腰神经前支的一部分组成。位于腰椎两侧，腰大肌的深面，其主要分支为股神经和闭孔神经（图 66）。股神经经腹股沟韧带深面下行至股部，支配股前群肌和肌前部、小腿内侧部和足内侧缘的皮肤。闭孔神经经小骨盆穿闭膜管至股内侧部，支配股内收肌群及股内侧面的皮肤。

（刘洋）

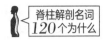

118. 为什么脊柱体格检查有反射？有多少反射？

答：脊柱神经系统的反射检查简单易行，其结果的判断亦较客观。它可以帮助了解脊神经病变的部位，是疾病的重要诊断依据之一，熟练地掌握反射检查方法并了解其临床意义非常重要（图69）。常用反射种类有四种，分别为浅反射、深反射、病理反射和脑膜刺激征。浅反射常见有角膜反射、腹壁反射、提睾反射、跖反射和肛门反射。深反射包括肱二头肌肌腱反射、肱三头肌肌腱反射、桡骨膜反射、膝跳反射、跟腱反射、跖反射、霍夫曼（Hoffmann）征、罗索利莫（Rossolimo）征。锥体束病变时，大脑对脑干和脊髓的抑制作用解除而出现的异常反射称为病理反射，主要有 Babinski 征、Oppenheim 征、Gorden 征和 Hoffmann。脑膜刺激征是软脑膜受激惹的表现，见于脑膜炎、蛛网膜下腔出血及颅内压增高等一系列症状，包括颈强直、Kernig 征、Brudzinski 征。

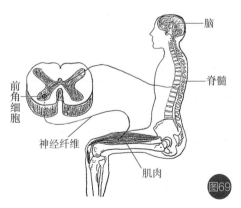

（刘洋）

119. 为什么脊椎体格检查有肌节? 有多少肌节?

答: 脊髓节段分为 31 个, 脊神经根可作为脊髓节段的表面标志, 每一对脊神根所连的脊髓是脊髓的一个节段(图 70)。相对应脊髓节段—神经前根—关键肌就是一个肌节, 如 C_4 节段支配膈肌, C_5 节段支配肘屈肌群, C_6 节段支配腕伸肌群, C_7 节段支配肘伸肌群, C_8 节段支配中指深屈肌等。

(刘洋)

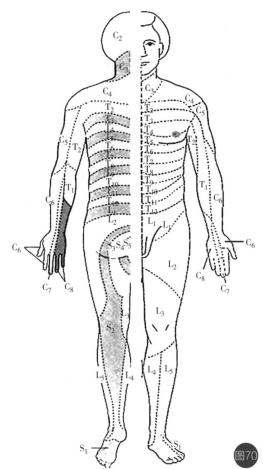

图70

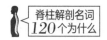

120. 为什么脊椎体格检查有皮节? 有多少皮节?

答:皮节指每个脊髓节段神经或者神经根内的感觉神经元所支配的相应皮肤区域 (图70),神经学检查包括感觉和运动两部分,感觉检查必查身体两侧的28对皮节关键点,每个关键点要查针刺觉和轻触觉,并且按照3个等级分别评定打分,0为感觉缺失、1为感觉障碍、2为感觉正常。如 C_2 节段支配枕骨粗隆部,C_3 节段支配锁骨上窝,C_4 节段支配肩锁关节顶部,C_5 节段支配肘前窝桡侧面,C_6 节段支配拇指近节背侧,C_7 节段支配中指近节背侧,C_8 节段支配小指近节背侧等。

(刘洋)

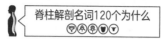

参考书目

[1] 柏树令，应大君 . 系统解剖学 . 北京：人民卫生出版社，2013.

[2] 米德狄屈，奥利弗 . 脊柱功能解剖学 . 北京：人民军医出版社，2013.